Docteur N. BATOULEFF

TRAVAIL DE LA CLINIQUE DES MALADIES CUTANÉES ET VÉNÉRIENNES
DE L'ANTIQUAILLE DE LYON

Contribution à l'étude

du

Traitement du Tabes

Traitement arsenical, Salvarsanothérapie

LYON. — IMP. A. REY

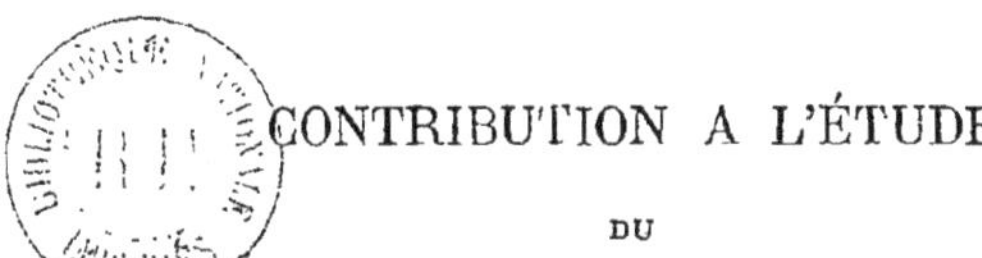

CONTRIBUTION A L'ÉTUDE

DU

TRAITEMENT DU TABES

TRAITEMENT ARSENICAL, SALVARSANOTHÉRAPIE

TRAVAIL DE LA CLINIQUE DES MALADIES CUTANÉES ET VÉNÉRIENNES
DE L'ANTIQUAILLE DE LYON

CONTRIBUTION A L'ÉTUDE

DU

TRAITEMENT DU TABES

TRAITEMENT ARSENICAL, SALVARSANOTHÉRAPIE

PAR

Le Dr Nicolas BATOULEFF

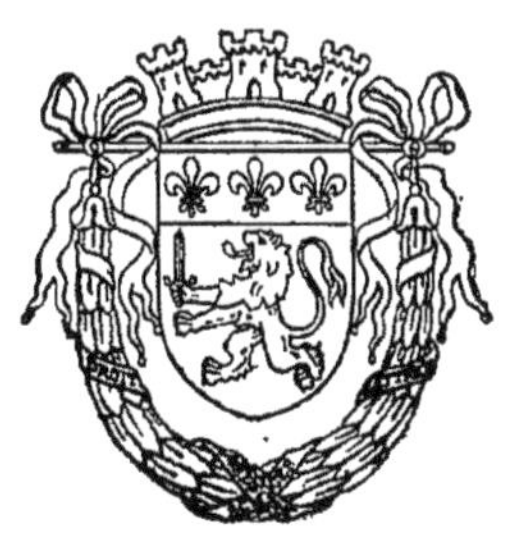

LYON
A. REY, IMPRIMEUR-EDITEUR DE L'UNIVERSITE
4, RUE GENTIL, 4

1915

A LA MÉMOIRE DE MON FRERE

A CELLE

DE MA SŒUR

Regrets éternels.

A MON PÈRE ET A MA MÈRE

Faible témoignage de ma reconnaissance.

A MES FRÈRES

A mon Président de Thèse

MONSIEUR LE PROFESSEUR NICOLAS

Professeur de Clinique dermatologique et syphiligraphique.

A MES JUGES

CONTRIBUTION A L'ÉTUDE

DU

TRAITEMENT DU TABES

TRAITEMENT ARSENICAL, SALVARSANOTHÉRAPIE

INTRODUCTION

La question du traitement du tabes qui, depuis fort longtemps, a fait l'objet de nombreuses recherches, n'avait, jusqu'à ces dernières années, donné que peu de résultats.

Depuis l'apparition des composés arsenicaux et leur incontestable puissance curative, l'affection semble avoir bénéficié dans une large mesure de la nouvelle médication.

Il était, en effet, logique, depuis que le tabes n'est plus considéré par la plupart des auteurs comme une affection parasyphilitique, mais bien comme une manifestation de la syphilis en évolution, que l'ancienne conception d'incurabilité devait disparaître. Là, comme dans tous les autres accidents syphilitiques, le mercure et l'iodure, les deux anciens médicaments spécifiques de la syphilis, avaient donné des résultats bien inférieurs à ceux que peuvent donner les composés arsenicaux. C'est, du moins, ce que semblent prouver les observations que nous avons recueillies, à la Clinique de Dermatologie et Syphiligraphie, sous la direction de notre maître, M. le professeur Nicolas.

Nous avons essayé dans ce modeste travail de montrer que les bénéfices tirés du traitement par les tabétiques étaient réels et qu'à défaut d'une guérison absolue tous les malades ont vu : soit la rétrocession et même la disparition des symptômes, soit l'arrêt de l'évolution de la maladie, en un mot, ont ressenti une amélioration sous l'influence du traitement arsenical.

Après avoir fait, dans une première partie, l'historique du traitement antisyphilitique du tabes, nous indiquerons la technique du traitement arsenical et nous terminerons en montrant les résultats obtenus par ce dernier.

Avant de commencer l'exposé de notre sujet, il nous est un devoir agréable à remplir, celui d'assurer de notre gratitude tous ceux qui nous ont témoigné quelque intérêt au cours de nos études médicales et ont bien voulu nous guider de leurs conseils.

M. le professeur Nicolas nous a inspiré le sujet de notre thèse. Nous sommes heureux de pouvoir le remercier ici de ce nouveau témoignage de bienveillance ; nous ne saurions oublier quel maître il fut pour nous pendant les dix mois que nous venons de passer dans son Service où nous avons pu profiter de son magistral enseignement clinique.

M. le Dr Massia, chef de clinique à la Faculté, a droit lui aussi à notre reconnaissance ; il a bien voulu nous aider et nous guider de ses conseils éclairés dans la rédaction de ce travail ; nous le prions d'accepter nos remerciements les plus sincères.

Enfin, nous ne voulons pas quitter la France sans dire combien nous avons été touché de l'accueil aimable que partout nous avons rencontré, quel souvenir reconnaissant nous emportons de nos heureuses années d'études aujourd'hui terminées, et quelle sympathie profonde nous garderons toujours pour ce pays.

CHAPITRE PREMIER

HISTORIQUE ET EXPOSÉ DE LA QUESTION

L'histoire du traitement antispécifique appliqué aux maladies nerveuses métasyphilitiques et en particulier au tabes, bien que de date relativement récente, est cependant une des plus riches de la thérapeutique tant par le nombre des observations s'y rapportant que par l'importance des travaux qui y ont été consacrés.

En effet, peu de questions ont suscité autant de discussions, et la chose se comprend aisément quand on pense qu'il s'agit d'une affection réputée incurable et qui pendant longtemps a justifié sa renommée de maladie « fatalement progressive ».

Aujourd'hui, cette épithète n'est plus toujours vraie : le tabes reste une affection grave menaçant, à plus ou moins longue échéance, la vie des malades qui en sont atteints, mais leur prognostic impose au médecin une plus grande réserve, car on n'est plus à compter les rémissions prolongées qui s'intercalent comme une période d'arrêt ou même de retour à la santé dans l'évolution des symptômes morbides.

Faut-il, comme l'ont prétendu certains auteurs, attribuer à l'extension de nos connaissances, à la précocité du diagnostic les résultats qui ont été enregistrés ?

Peut-on songer à invoquer une diminution virulente du processus toxi-infectieux, dont le tabes paraît être la conséquence? Aucun fait précis ne nous oblige à nous ranger à une de ces hypothèses.

Mais il est une observation qui nous a vivement frappé aux cours des recherches préparatoires auxquelles nous nous sommes livré pour la rédaction de ce travail. A l'encontre de la grande majorité des méthodes thérapeutiques dont quelques unes seulement résistent à la critique du temps, le traitement spécifique appliqué au tabes a joui d'une faveur progressivement croissante, et nombre de médecins très autorisés en sont devenus de chauds partisans.

Les premiers travaux à ce sujet ont été faits par Fournier. Ayant démontré l'origine syphilitique du tabes, il était tout naturel d'essayer son traitement par les agents antisyphilitiques. En 1882, dans son ouvrage sur l'*Ataxie locomotrice d'origine syphilitique*, il affirme l'action réelle du traitement syphilitique ; cette action serait surtout marquée dans les tabes récents ; elle se ferait sentir aussi sur le tabes confirmé : « Il n'est pas impossible, dit-il, qu'elle (la médication spécifique) soulage de vieux symptômes, datant déjà d'un temps plus ou moins reculé. »

Plus loin il ajoute : « Enfin, il n'est pas impossible que, sous l'influence des spécifiques, les ataxies quelque peu anciennes soient enrayées dans leur évolution, soient immobilisées dans l'état. »

Mais les résultats n'ont pas répondu aux prévisions ; on se rendit rapidement compte que les succès n'étaient pas les mêmes que contre les accidents tertiaires. La période qui suivit fut celle du découragement. On chercha les causes de cet insuccès : on a voulu trouver dans la dissemblance entre les lésions anatomiques du tabes et celles de la syphilis en activité l'explication des résultats différents obtenus dans l'un ou l'autre cas. On crut que le tabes se caractérisait par une lésion cicatricielle, un processus inflammatoire éteint, qui avait abouti à la sclérose des cordons postérieurs et sur lequel on n'avait plus aucune prise. Pour consacrer cette idée, Fournier créa le mot de parasyphilis et l'appliqua au tabes et à la paralysie générale. Ces affections devenaient ainsi des manifestations d'origine, mais non de nature syphilitique, des séquelles de la syphilis ou le traitement spécifique n'avait aucune action. A cette opinion se ralliaient Picot, P. Marie, Dinkler, Teissier. « Qu'il soit syphilitique ou non, le tabes confirmé n'a rien à attendre comme guérison du traitement antisyphilitique ».

Tout autre était l'avis de Dieulafoy, Bondet, Bidon, Magna, Tripier, qui, sans admettre l'efficacité absolue de ce traitement, n'avaient eu qu'à se louer de ses bons résultats dans certains cas. Grasset allait même jusqu'à dire, en 1897, au Congrès de Moscou : « Le tabes est cliniquement curable (alors même que la lésion persiste) ; à défaut de guérison, on peut assez souvent obtenir une rémission et des temps d'arrêt. »

Le 9 janvier 1902, devant la Société de Neurologie de Paris, Brissaud, citant des cas d'amélioration de tabes sous l'influence du traitement mercuriel qu'il avait fait suivre à des malades, se demande s'il doit attribuer à un hasard heureux ou rattacher à cette cause thérapeutique les rémissions et même les régressions qu'il a maintes fois observées.

P. Marie pense qu'il faut attribuer au traitement spécifique cette atténuation de la gravité du tabes. Il signale la diminution et même la disparition complète des douleurs sous l'influence de ce traitement.

Raymond a fait des constatations analogues, quoique plus rarement ; il se demande « si le traitement n'a pas agi, surtout sur les lésions syphilitiques (douleurs fulgurantes), souvent associées aux lésions tabétiques proprement dites ».

Babinsky, basant son opinion sur l'observation et la comparaison entre eux de nombreux cas de tabes, dont les uns ont été soumis au traitement hydrargyrique et les autres abandonnés à eux-mêmes, constate que ce traitement, institué dès le début de la maladie et poursuivi longtemps, est efficace ou du moins enraye dans une certaine mesure l'évolution du tabes.

Au mois de mars de la même année, devant la Société Médicale des Hôpitaux de Paris, Brissaud prononçait pour la première fois le mot traitement intensif : « Dans le tabes, la paralysie générale, l'application du traitement intensif exerce une action favorable. » Mais le terme passa inaperçu, du moins ne fut pas le signal de discussions prolongées comme celles qui suivirent les communications de Leredde et Lemoine au Congrès de Toulouse.

Le Dr Leredde (1902) apporte à la cause du traitement spécifique un chaleureux appui. Il n'hésite pas à s'attaquer à la doctrine de Fournier pour qui le tabes est d'origine et non de nature syphilitique. Il montre que le tabes ne rentre pas dans le cadre de la parasyphilis; il le considère comme lésion syphilitique en évolution, car il est curable par un traitement mercuriel précoce et intensif.

MM. Cassart et Lemoine sont également partisans du traitement intensif; ce dernier l'applique dans son Service à la dose de o gr. o4 ou o gr. o5 de benzoate de mercure par jour dans le tabes; il a ainsi observé une amélioration des symptômes sensitifs dès le vingt-cinquième jour.

Avant la communication de MM. Leredde et Lemoine, quelques auteurs avaient affirmé les bons effets du traitement mercuriel. Antonelli avait tenté de réagir contre l'opinion de l'inefficacité absolue du traitement spécifique dans les affections parasyphilitiques, le tabes en particulier.

Mais il fallait une opinion ardente, une conviction beaucoup plus sûre pour préconiser, à doses intensives, un traitement dont l'essai timide, et partant inefficace, montrait suffisamment la défiance à son égard. On n'admettait pas la déception qu'avait cause la cure mercurielle, mais on n'a pas songé à chercher, dans la façon dont elle était administrée, la raison de ses effets inconstants. Ce fut le mérite des communications qui suivirent d'avoir mis ce fait en lumière et d'avoir montré que l'action du mercure est intimement liée à la question des doses à employer. Le plus fervent défenseur du traitement spécifique était Leredde; c'est à lui surtout que l'on doit d'avoir répandu l'idée de la curabilité du tabes. A partir de cette époque, le traitement mercuriel fut repris avec conviction, ce qui était indispensable à son application méthodique et prolongée.

Tout d'abord il s'attaque à la doctrine de la parasyphilis qui était universellement admise : « Le tabes et la paralysie générale, dit-il, sont bien de nature syphililique. Ces maladies, pour être différentes, par leurs lésions, des lésions syphilitiques, et pour être plus rebelles au traitement que les formes habituelles de la syphilis, n'en sont pas moins purement et simplement de nature syphilitique et curables par le traitement mercuriel fait à doses suffisantes. »

Plus tard, il présente plusieurs cas de tabes où il avait observé l'action réelle du mercure.

Le 15 mai 1902, devant la Société de Neurologie, il dit : « Il est demontré aujourd'hui que le traitement mercuriel est souvent suivi d'amélioration et même de régression complète du tabes. Ces effets ne peuvent s'expliquer par des coïncidences ni par l'existence du tabes fruste, à cause de leur fréquence ; on doit donc admettre que le mercure a une action spécifique sur le tabes. »

Nous ne voulons pas nous arrêter plus longtemps sur les discussions dont le traitement spécifique du tabes a été l'objet. Nous dirons seulement que le nombre des neurologistes et syphiligraphes qui admettent son action a augmenté de plus en plus.

Voyons maintenant quels sont les résultats du traitement spécifique avant la découverte d'Ehrlich. La majorité des auteurs sont d'avis que les mercuriaux agissent dans les cas de tabes diagnostiqués de façon précoce, à une période où les lésions tabétiques relèvent presque uniquement de la syphilis. Dans les cas de tabes confirmé, les opinions divergent; les uns disent que le traitement peut arrêter l'évolution de la maladie, d'autres que son action est absolument inefficace.

Pour nous résumer, il semble nettement démontré que les mercuriaux ont donné certaines améliorations: on a observé surtout la disparition des troubles sensitifs; dans d'autres cas, beaucoup plus rares, la diminution des troubles de l'incoordination; par contre, l'abolition des réflexes persiste; les crises gastriques, l'atrophie optique ne sont pas influencées.

Ces résultats ne peuvent s'expliquer qu'en admettant la nature syphilitique de l'affection. La démonstration directe est à faire. On n'a pas pu mettre en évidence le spirochète dans les lésions qui déterminent le tabes; les auteurs ont été plus heureux en ce qui concerne la paralysie générale. Cette dernière affection entrait également dans le cadre de la parasyphilis, le traitement spécifique ne donnait aucune amélioration; pourtant, sur la nature syphilitique de cette maladie, il n'y a aucun doute; le nombre des cas où l'on a décélé l'agent de la syphilis dans les lésions cérébrales des paralytiques n'est plus à compter. La parenté de la paralysie générale avec le tabes est assez grande pour que nous puissions espérer que le jour n'est pas éloigné où la nature syphilitique du tabes sera directement démontrée.

Pour le moment, nous devons nous contenter des faits, non moins probants, fournis par les résultats du traitement. Le tabes se comporte vis-à-vis du traitement antisyphilitique, comme n'importe quelle lésion syphilitique en évolution, avec la différence qu'il demande, pour être favorablement influencé, un traitement plus énergique et plus prolongé.

C'est cette omission qui a longtemps laissé en erreur des auteurs, tels que Fournier, le grand maître de la syphilis.

Pour Leredde, la lésion initiale dans le tabes est la méningite syphilitique. Comme toute affection du système nerveux, le tabes s'accompagne de lésions dégénératives, descendantes ou ascendantes de l'axe spinal. « On a essayé de limiter le sens du terme, de réduire le tabes à ces lésions dégénératives, de l'isoler de la méningite qui le précède. Mais cette méningite, qui précède et engendre les lésions radiculaires et dégénératives, persiste au moment où celles-ci se produisent et se révèlent cliniquement, par exemple par l'incoordination motrice; les symptômes radiculaires, par exemple les douleurs fulgurantes, accompagnent celle-ci après l'avoir précédée en général. Dans les cas où la méningite, sous l'action du traitement antisyphilitique, s'atténue ou disparaît, des symptômes qui semblent liés à des dégénérescences, l'ataxie même, s'atténuent, disparaissent dans les cas plus rares. Séparer la cause anatomique de l'effet, isoler la méningite déterminante des lésions nerveuses déterminées, c'est faire œuvre artificielle sans autre résultat que de maintenir une erreur évidente et pour échapper à l'obligation où nous sommes, aujourd'hui, de reconnaître purement et simplement la nature syphilitique du tabes. » (Leredde.)

Pour cet auteur, le tabes représente simplement

une convention nosologique nécessaire au besoin de l'étude — non une maladie propre, indépendante, ayant une étiologie propre, des symptômes spécifiques, — une forme de syphilis du système nerveux reliée par tous les intermédiaires aux formes classiques.

« Ce qui unit ces affections, c'est la méningite syphilitique; c'est parce qu'elle existe à l'origine qu'elles ont des symptômes communs; toutes les formes de transition, tous les faits de passage existent. Aucune ne constitue un cadre fermé, une affection ayant une étiologie propre d'une symptomatologie complètement originale. » (Leredde).

Le même auteur admet que les méninges représentent un des lieux d'habitation des spirochètes. Le traitement grâce auquel les lésions de la peau, des muqueuses disparaissent rapidement, stérilise, au contraire, avec une certaine difficulté, la surface des centres nerveux.

Les dissensions sur la nature et la curabilité du tabes en étaient là, quand vint la nouvelle médication de la syphilis. On connaît la révolution qu'elle a produite dans le traitement de cette affection. Comme tout nouvel agent médicamenteux, au début, le salvarsan a été l'objet de beaucoup d'enthousiasme et de déception à la fois ; à l'heure actuelle même, l'opinion n'est pas tout à fait faite à son égard.

Au commencement, le tabes n'était pas appelé à jouir des bienfaits du salvarsan, toute lésion du système nerveux étant, d'après l'inventeur même, une contre-indication absolue de son emploi.

Mais, peu à peu, les idées ont évolué sur ce point et

l'on n'a pas tardé à se servir du salvarsan pour soigner les tabétiques.

Depuis 1910, époque à laquelle commence l'histoire du traitement du tabes par le salvarsan, nombreux sont les auteurs qui ont exprimé leur opinion sur les résultats que donne son emploi dans le traitement de la maladie de Duchenne.

Mais le nombre des travaux documentés, c'est-à-dire critiquables, est encore restreint. La plupart ont exposé leurs conclusions sans publier les observations, d'autres reproduisent des observations qui portent en général sur des malades traités pendant un temps très court et souvent le traitement a été fait à dose insuffisante, surtout la première année qui a suivi la découverte d'Ehrlich, quand de nombreux médecins sont restés fidèles à l'injection unique.

Voici, par exemple, en 1910, un travail du Dr Pick : Tabes und Syphilis *(Mith. der Gesellschaft für innere Medecin in Wien)*, qui a soumis douze tabétiques à une injection de salvarsan (la dose n'est pas indiquée). En général, l'auteur n'a pas observé de résultats et il conclut que le 606 ne peut guère servir qu'à la prophylaxie du tabes.

Voici un autre travail, plus récent, dû au Dr Klieneberger.

L'auteur n'indique pas la méthode qu'il a employée chez les 16 tabétiques qu'il a soignés. Ces tabétiques font partie d'un groupe de 87 malades qui ont reçu en tout 194 injections, dont 21 intramusculaires. La dose des injections intraveineuses était, en général, de 0 gr. 30, quelquefois de 0 gr. 35 ou 0 gr. 40. On se rend compte que les tabétiques observés par lui ont dû recevoir au plus deux ou trois injections intraveineuses de o gr. 30 ou o gr. 35.

Klieneberger signale quelques améliorations, mais elles sont, dit-il, passagères. En outre, il s'agit de troubles suggestifs et il les expliquerait facilement par l'action suggestive du salvarsan ; à la rigueur, il fait intervenir l'action de celui-ci sur les lésions syphilitiques associées au tabes : méningite, lésions périradiculaires. Il conclut que les résultats sont les mêmes que ceux qu'on obtient par toute médication ou qui peuvent survenir spontanément.

Pas un mot n'est consacré à la question des doses. L'auteur ne se demande pas ce qui serait arrivé chez ses malades, s'ils avaient été soignés d'une manière prolongée à doses convenables.

Plus tard, pareils résultats ont été publiés en France. Pujol *(Toulouse Médical*, 1913) rapporte une statistique de 11 cas traités par le salvarsan. Sur ces 11 malades, il a constaté : 2 améliorations assez marquées, 3 améliorations passagères, 6 insuccès complets. Il conclut : « Les modifications que nous avons observées, ont toujours été d'ordre suggestif. Elles ne nous ont pas paru être de nature différente de celles que l'on obtient passagèrement avec telle ou telle médication nouvelle dans une affection chronique quelconque. Ces résultats presque insignifiants ne nous étonnent pas, car l'auteur n'a j'amais dépassé dans ses injections la dose de o gr. 30 de salvarsan ; d'autre part, pas un malade n'a reçu plus de trois injections.

Les citations de ce genre peuvent être multipliées.

Faut-il en conclure à l'action négative du salvarsan dans le tabes? Ce serait commettre la même faute que pour le mercure. On a cru longtemps que ce dernier pouvait agir chez les tabétiques à doses quelconques. Devons-nous croire que le salvarsan puisse modifier, guérir les formes de syphilis les plus rebelles, telle que le tabes, à petite dose, en une ou deux injections? Nous dirons avec Leredde : « Nous ne devons tirer, des observations d'ordre négatif dans lesquelles le 606 a été manié à doses faibles, aucune conclusion. Nous ne devons en tirer aucune de celles dans lesquelles le nombre d'injections a été peu élevé. »

Cependant, depuis qu'on a introduit le salvarsan dans la thérapeutique du tabes, on voit se multiplier le nombre des améliorations des tabétiques. Ceux qui y ont contribué étaient vite frappés de la disparition de certains symptômes objectifs. La disparition des douleurs fulgurantes (phénomène d'ordre suggestif) a été attribuée par les adversaires de la méthode à une action suggestive, mais ils ne feront que difficilement expliquer les modifications des symptômes tels que : le signe de Westphal ou les réflexes, autrement que par l'action de la médication.

Nombreux sont les travaux qui tendent de prouver l'action bienfaisante de la salvarsanothérapie sur les tabétiques.

Nous n'en citerons que quelques-uns.

Sicard et Bloch (*Soc. Méd. de Paris*, 19 mai 1911), préconisent les petites doses répétées de salvarsan; ils n'ont eu qu'à se louer de cette méthode. Sous l'influence de ce traitement, ils ont constaté le syndrome tabétique s'améliorer. Ils ont vu que les douleurs s'atténuent, les troubles vésicaux s'amendent, la démarche devient plus assurée, en même temps que l'état général bénéficie de cette cure.

Le travail le plus documenté des premières années est la communication faite au Congrès de Rome, en 1912, par Leredde. Il expose en détail les résultats obtenus sur 15 malades. L'amélioration a été observée sur 12 cas, les 3 autres, à résultats inconstants et minimes, ont reçu un traitement insuffisant, ce qui paraît expliquer, d'après l'auteur, l'échec du salvarsan.

Il résume ainsi les résultats de ses recherches : « Le salvasan modifie régulièrement l'évolution du tabes ; il arrête la maladie ou en amène la régression. Il fait disparaître des symptômes, même anciens. Comme dans d'autres formes de syphilis, comme dans les formes rebelles en général, il constitue, mieux que le mercure, le moyen de traitement spécifique de la méningite spinale et du tabes qui en est la conséquence. Mais le salvarsan, comme le mercure, n'est pas actif en lui-même. Son action dépend de la manière dont il est employé, des doses auxquelles il est employé, de la durée, du nombre des périodes du traitement. »

Dans la suite, le même auteur fait plusieurs communications à la Société de Dermatologie et Syphiligraphie où il constate qu'à l'aide d'une technique appropriée aux cas les résultats obtenus sont de plus en plus encourageants.

Nous ne croyons pas nécessaire de nous prolonger dans l'énumération d'autres travaux.

Il y a donc un fait qui semble devoir être admis :

c'est que le tabes, précocement diagnostiqué et traité par des doses et des sels véritablement actifs, n'a pas une marche inéluctable ; on ne peut parler de coïncidence devant le nombre des faits où un traitement mercuriel a amené une rémission. Peut-être n'y a-t-il qu'une série de rémissions thérapeutiques et provoquées, mais il n'en est pas moins vrai que le tabes peut être amélioré par des traitement intensifs.

Les arsenicaux d'Ehrlich, dont l'action dans les formes rebelles de la syphilis est connue, ont permis de faire de grands progrès dans le traitement du tabes.

Les résultats médiocres donnés par les mercuriaux tiennent à l'impossibilité de faire par ces agents un traitement intensif et prolongé, car le mercure, même aux doses thérapeutiques, est toxique, et on ne peut pas soumettre les tabétiques longtemps à des séries d'injections à doses élevées.

D'autre part, l'action du mercure, chez les tabétiques, est lente, la régression, l'atténuation de l'affection le sont également.

Dans le tabes, comme dans les lésions syphilitiques de la peau, le salvarsan a une action curative plus constante, plus énergique, plus rapide que le mercure. La rapidité de cette action permet de constater des résultats plus frappants.

En général, tout tabes traité par le salvarsan, d'une manière correcte, entre en régression à la suite du traitement.

CHAPITRE II

TECHNIQUE DU TRAITEMENT

La légitimité du traitement antisyphilitique du tabes étant admise, comment doit-on appliquer ce traitement ; à quels médicaments et à quelles doses devons-nous nous adresser de préférence, quelle technique nous a semblé meilleure ? C'est ce que nous allons exposer brièvement.

1° **Des médicaments à employer**. — Le tabes étant considéré à juste titre comme une forme de syphilis des plus rebelles au traitement, il semble que, dès l'apparition du remède d'Ehrlich, on se soit adressé à lui pour lutter contre cette affection. C'est, en effet, ce qui est arrivé ; le mercure s'étant montré quelque peu utile, l'arseno-benzol, dont l'activité se montre d'emblée véritablement supérieure, devait avoir une action plus puissante. Mais il ne faut pas oublier qu'au début de ce que l'on pourrait appeler la période arsenico-thérapique de la syphilis, les maladies nerveuses, et en particulier le tabes, constituaient des contre-indications à l'emploi de la méthode, suivant Ehrlich lui-même. Au bout de quelques mois, les expérimentateurs (Léri, etc.) se décidèrent, après quelques hésitations, à l'employer ; on s'aperçut vite que le bénéfice qui en résultait pour les malades était notable : depuis, la méthode s'est généralisée, et ce travail même résume ce que nous avons pu observer à ce sujet à la Clinique des Maladies cutanées et vénériennes de Lyon, sous la direction de notre maître, M. le professeur Nicolas.

Dès le début, on s'adressa naturellement au salvarsan; puis vint le néo-salvarsan, plus commode et plus maniable. C'est ce dernier que nous avons vu employer et employé nous-même presque exclusivement. La plupart des auteurs, d'ailleurs, lui donnent actuellement la préférence : sa solubilité immédiate évite une manipulation délicate et diminue les causes d'erreurs qui peuvent se produire avec le salvarsan, la neutralisation avec la soude étant évitée. Nous devons mentionner cependant que quelques auteurs, bien que rares, pensent que le salvarsan présente parfois une action plus puissante. Il ne nous a pas semblé exister une différence bien manifeste entre les deux médicaments quand on s'adresse à des doses correspondantes.

2° **Méthode employée et technique.** — Nous nous sommes toujours adressé à la méthode des injections intraveineuses concentrées, suivant le procédé de Ravaut. Nous avons employé de l'eau bidistillée stérilisée, comme le recommandent les auteurs, et avec les précautions indiquées d'habitude.

Nous préférons faire tomber d'abord la poudre de néo-salvarsan dans l'ampoule d'eau distillée de 10 centimètres cubes; pour les doses faibles, nous rejetons une certaine quantité d'eau; pour les doses fortes, nous employons toute la quantité contenue dans l'ampoule. Il y a intérêt à ce que l'eau ne soit pas de préparation trop ancienne; on recommande aussi qu'elle soit conservée en atmosphère d'azote. On peut faire de même tomber l'eau distillée dans l'ampoule contenant le néosalvarsan, mais nous avons remarqué que la dissolution se fait moins vite; on est parfois obligé d'agiter, ce qui doit être évité comme favorisant les oxydations; d'autre part, suivant les marques du produit, les ampoules n'ont pas toujours une contenance suffisante. La solution nous a toujours semblé parfaite avec cette manière de procéder, et nous avons pu éviter aussi de nous servir d'un aspirateur-filtre. De cette façon, la dissolution a lieu simplement et les manœuvres sont très rapides ; ce point a une importance notable; nous croyons que la rapidité est nécessaire pour éviter la formation de composés toxiques dans la solution par oxydation : elle ne doit rester au contact de l'air qu'un minimum de temps. La dissolution une fois effectuée, le liquide est aspiré dans la seringue et injecté immédiatement. Le malade doit donc être préparé avant, de façon à ce qu'il soit, là encore, perdu le moins de temps possible.

Nous procédons alors à l'injection intraveineuse de la façon habituelle. Cette injection doit être faite au pli du coude et avec un soin particulier; il faut ici spécialement éviter de laisser passer du liquide dans le tissu cellulaire périveineux. En effet, comme nous le verrons, le nombre des injections à pratiquer sera assez considérable, et souvent la réaction provoquée par quelques gouttes de liquide détermine la thrombose définitive de la veine, qui ne pourra plus, par la suite, servir à l'injection. Si trois ou quatre veines sont ainsi inutilisables, on sera parfois embarrassé pour continuer un traitement nécessaire ; signalons toutefois qu'on peut difficilement passer ailleurs ; en particulier, il faut éviter, croyons-nous, de s'adresser aux veines des membres inférieurs; outre que l'on peut souvent difficilement les trouver, on s'expose à des accidents locaux (phlébite) toujours regrettables; ces accidents sont infiniment rares aux membres supérieurs.

On pourrait s'adresser aussi aux injections intramusculaires, soit en solutions aqueuses, soit en suspensions huileuses. On sait que la douleur provoquée par ces injections, si pénible chez les malades ordinaires, est beaucoup moins vivement ressentie chez les tabétiques. Des indications particulières peuvent se poser à ce sujet, mais nous donnons la préférence aux injections intraveineuses, d'une activité incomparablement plus marquée ; de plus, les injections intramusculaires présentent des inconvénients (abcès, enkystement, etc.) qui, à notre avis, ne doivent les faire employer que lorsqu'on ne peut faire autrement.

3° **Des doses à employer.** — Très importante est la question des doses à employer, de même qu'avec le mercure; c'est là un des points essentiels à signaler. Dès l'abord, nous pouvons dire qu'il faut un traitement à doses suffisantes et suffisamment prolongé : tout le traitement du tabes par la salvarsanothérapie tient dans cette proposition. Si des divergences existent entre les auteurs, peut-être n'ont-elles pour origine qu'une question de doses. Leredde insiste, lui aussi, sur ce point. Nous avons, dans la première partie de notre travail, cité plusieurs exemples à ce sujet

Les doses fortes doivent être nécessairement employées dans le traitement du tabes, si on veut obtenir des résultats vraiment probants. Mais, suivant la manière de faire de notre maître, le professeur Nicolas, on doit tâter la susceptibilité du malade en débutant par des doses faibles, quitte à faire une injection de plus si la médication est bien supportée. Le Dr Nicolas conseille de débuter à o gr. 45 et même à o gr. 30 de néo-salvarsan, puis de monter à o gr. 60, o gr. 75, o gr. 90. On a ainsi une série de quatre ou cinq injections, pratiquées à un intervalle d'une semaine.

Le malade sera préparé suivant les règles habituelles, à jeun, et restera couché ensuite autant que possible, avec une alimentation très réduite pendant les heures qui suivent l'injection. Chez les tabétiques, il est important, croyons-nous, de pouvoir les surveiller de près à la suite de l'injection, à cause des phénomènes d'exacerbation des douleurs qui surviennent fréquemment quelques heures après l'injection, comme nous le verrons.

4° **Du groupement en série.** — Un deuxième point à considérer, c'est le nombre des injections et la façon de les grouper. Une série de quatre injections ne va, certes, pas rendre à un tabétique impotent des jambes agiles et cela en un mois. Il faut savoir que le traitement est long et qu'il faudra pratiquer de nouvelles séries d'injections à des intervalles réguliers pour continuer l'amélioration et pour garder celle qui sera survenue. En effet, après une amélioration souvent très nette amenée par la première série de piqûres, le plus grand nombre des malades ne tardent pas à présenter au bout de quelques semaines ou de quelques mois des signes d'évolution de la maladie : les douleurs réapparaissent, l'ataxie augmente un peu ; il convient de faire une autre série ; c'est ainsi que les malades ont pu recevoir cinq, six, sept séries de piqûres.

La nécessité de faire plusieurs séries est donc évidente ; mais il faut encore savoir à quel intervalle elles devront être pratiquées. Il y a, sans doute, des indications spéciales pour avancer telle série, reculer telle autre ; mais, en règle générale, nous avons vu conseiller un repos de deux mois entre les séries, de telle façon que chaque malade reçoive quatre séries d'injections par an, une tous les trois mois.

D'ailleurs, les malades qui, pour la plupart, ont pu reprendre au moins en partie leurs occupations après la première ou la deuxième série de piqûres, viennent d'eux-mêmes le plus souvent réclamer une nouvelle série en raison de la réapparition de quelque symptôme gênant.

CHAPITRE III

RÉSULTATS DU TRAITEMENT

Depuis que l'on soigne les tabétiques par le salvarsan, on voit se multiplier le nombre des cas dans lesquels l'amélioration a été constatée, même chez des malades traités d'une manière insuffisante. La disparition des phénomènes subectifs est très souvent attribuée par les ennemis de la méthode à une action suggestive, mais cette explication devient impossible quand il s'agit de symptômes, tels que le signe de Westphal, dont la disparition ou l'amélioration ont été signalées plus d'une fois. Pour une large part, les résultats du traitement par le salvarsan dépendent de la technique employée ; nous l'avons suffisamment exposée pour ne pas insister davantage à cet égard.

1° **Evolution du tabes.** — Dans le traitement des maladies à longue évolution, comme celle du tabes, le but qu'on poursuit c'est l'atténuation de l'affection, l'arrêt de ses progrès et la non-apparition d'accidents nouveaux. Il est très difficile de juger l'action de la médication arsenicale sur l'évolution du tabes ; l'application de cette dernière est trop récente pour qu'on puisse avoir à ce sujet une opinion valable. En réalité, il est impossible, après quelques années seulement d'observation, d'être affirmatif sur ce point quand on tient compte de la longue durée habituelle de la maladie et de ses irrégularités, soit d'un cas à l'autre, soit dans un même cas. Néanmoins, nous pouvons dire, sans trop nous avancer, que, dans des cas récents ou au cours des poussées subaiguës dans des cas anciens, l'application du traitement a pu arrêter le processus pathologique.

Sur une statistique de quinze cas, publiée par Leredde, l'auteur a observé que l'état de douze malades, à la fin du traitement ou quelques mois après, a été amélioré ; chez certains, l'arrêt du tabes semble complet ; d'autres ont une amélioration considérable ; chez quelques-uns elle est moindre.

Parmi les trois malades chez lesquels il ne parle pas d'atténuation, de modification apportée à l'évolution morbide, l'un, atteint d'une forme grave, ne fut observé que pendant peu de temps ; le malade n'avait reçu que trois injections ; son observation indique plutôt un échec du salvarsan, manié pendant un temps trop court. Un autre malade a présenté des crises douloureuses un mois après une série d'injections ; le nouveau traitement a fait disparaître ces accidents. Le troisième, ayant été amélioré après deux séries d'injections, a présenté six mois après de nouveaux accidents.

Les malades dont nous publions les observations ont eu tous une certaine amélioration. Nous n'avons observé l'apparition de nouveaux accidents que dans un seul cas (obs. IX). Le retour des phénomènes douloureux a été noté. Ces accidents sont revenus après une période de six mois sans traitement ; l'insuffisance du traitement nous en paraît la cause.

2° Modifications des symptômes.

a) *Phénomènes douloureux, crises viscérales.* — Les phénomènes douloureux constituent un des symptômes majeurs du tabes ; ils sont les plus fréquents. Leur intensité, leur persistance, leur extension sont considérables dans un grand nombre de cas. La multiplicité des moyens que l'on a proposés et que l'on emploie pour les combattre démontrent combien l'action thérapeutique est jusqu'ici incertaine et insuffisante. L'effet de ces moyens est exclusivement sédatif et toujours passager. Le plus puissant est la morphine ; aussi le nombre des tabétiques devenus morphinomanes ne se compte-t-il plus.

Pour calmer, pour supprimer les douleurs tabétiques, il faut s'adresser à la cause même du tabes et guérir les lésions radiculaires par le traitement antisyphilitique. L'usage des sédatifs est superflu et dangereux. Leur usage, qui doit être continu pour être efficace, conduit souvent, vu leur toxicité, à un mauvais état général ; d'un autre côté, l'accoutumance s'établit vite.

L'action du traitement mercuriel sur les douleurs n'est pas douteuse, mais celle du salvarsan et du néo-salvarsan est autrement bienfaisante. Régulièrement les douleurs diminuent, régulièrement les phénomènes douloureux s'atténuent et tendent à disparaître. Tout traitement fait suivant une technique suffisante donne des améliorations remarquables chez des malades qui sont atteints de douleurs intenses.

L'action des arsenicaux se fait sentir particulièrement sur les douleurs violentes datant de plusieurs années. Leredde cite le cas d'une malade chez laquelle les douleurs fulgurantes des membres inférieurs étaient atroces, arrachaient des cris, et disparurent immédiatement après quatre injections de néo-salvarsan à doses progressives. Chez tous les malades que cet auteur a soumis à ce traitement, les douleurs se sont modifiées, se sont atténuées d'une manière générale. Il a remarqué que l'amélioration est surtout évidente dans les cas où les douleurs sont intenses. Le même auteur se demande si l'on peut faire disparaître complètement chez les tabétiques les douleurs par les injections de salvarsan. Pour la plupart, on y parvient ; chez d'autres, quelques phénomènes douloureux sans importance persistent peut-être à titre résiduel. Cependant il fait remarquer que l'action du salvarsan se manifeste dans les cas où les douleurs sont extrêmement anciennes.

Au Congrès de Rome, Leredde présente les observations de douze tabétiques, présentant des douleurs à différents degrés ; chez tous, il a noté une diminution ou disparition de ces douleurs à la suite du traitement par le salvarsan. A ce sujet, il écrit : « Le salvarsan est le plus merveilleux des anesthésiques dont nous disposons chez les tabétiques. »

Dans un travail sur l'action du salvarsan sur les phénomènes douloureux, présenté à la Société de Dermatologie et Syphiligraphie, Leredde tire la conclusion suivante : « Le salvarsan et le néo-salvarsan ont une action curative indéniable sur les phénomènes douloureux chez les tabétiques. Il faut renoncer aujourd'hui à tous les agents sédatifs, morphine et autres, et employer exclusivement les agents antisyphiliques, qui s'adressent à la cause du tabes, affection de nature syphilitique méconnue. L'action du salvarsan est plus manifeste, plus rapide, plus constante que celle du mercure. »

Pour Bériel et Gonnet, l'action du traitement sur les douleurs fulgurantes paraît incontestable. Sur les douze cas de ces auteurs présentant ce symptôme à un degré notable, trois n'ont subi aucune modification; huit autres ont eu, soit une réduction très importante, soit même une disparition des phénomènes douloureux.

Sur les neuf cas que nous publions, huit présentent des phénomènes douloureux, dont quelques-uns d'une intensité notable. Le traitement a fait diminuer les douleurs chez deux de ces malades (obs. I et III) ; chez six autres, les douleurs ont complètement disparu (obs. II, IV, V, VI, VII, VIII). Le dernier de ces malades a eu ses douleurs diminuées, mais elles ont réapparues. C'est un malade qui est resté sans traitement pendant six mois, et cela peut-être suffit, comme nous l'avons déjà dit, pour expliquer ce retour des douleurs.

L'efficacité du traitement sur les crises viscérales paraît plus problématique. Leredde cite deux cas de tabétiques, avec crises gastriques. Après un traitement de deux séries de salvarsan, le premier malade a vu diminuer beaucoup ses crises ; le deuxième malade a eu un traitement de trois séries : les crises gastriques ont complètement disparu.

Bériel et Gonnet nous donnent des résultats beaucoup moins favorables, car sur cinq malades présentant des crises gastriques, soit pures, soit associées à des crises intestinales, un seul cas a été amélioré, les autres n'ont subi aucune modification.

Nous n'avons pu recueillir qu'une seule observation (obs. V). Il s'agit d'un malade présentant des signes de tabes certain, qui vient à la consultation pour de violentes crises gastriques, ayant débuté depuis trois mois environ. Le malade est pris de violentes douleurs stomacales, apparaissant dans l'intervalle des repas, non accompagnées de vomissement. La durée des crises est variable, quelques heures en général, mais la crise qui l'a amené à l'hôpital a duré une journée entière.

Une seule série de quatre injections de néo-salvarsan a suffi pour faire disparaître ces crises.

Ce cas unique ne nous permet pas de nous faire une opinion à ce sujet, mais les résultats vraiment merveilleux obtenus, justifient les quelques lignes que nous y avons consacrées.

Avant de terminer ce paragraphe, nous dirons quelques mots sur les phénomènes douloureux, consécutifs aux injections de salvarsan (réaction de Herxheimer).

Certains neurologistes, interprétant mal ce phénomène, sont allés jusqu'à déclarer que le traitement antispécifique, non seulement ne soulage les douleurs des tabétiques, mais les aggrave.

Il n'est pas inexact de dire que le traitement antisyphilitique peut exagérer les douleurs chez les tabétiques, si l'on ajoute la correction suivante : pendant un temps limité. Depuis que nous connaissons les phénomènes congestifs déterminés par les agents antisyphilitiques au niveau des lésions syphilitiques (réaction de Herxheimer), l'aggravation passagère des douleurs s'explique de la manière la plus naturelle.

Ces douleurs débutent, en général, quelques heures après l'injection et se produisent pendant une heure ou deux, rarement trois.

Les douleurs occupent normalement les régions qui ont été déjà intéressées avant le traitement et prennent les mêmes caractères que les douleurs tabétiques communes. Elles s'observent surtout après les premières injections, parfois après la première seulement. Quand elles se produisent après la seconde, la troisième injection, elles sont souvent moins fortes qu'après la première.

En résumé, les phénomènes douloureux des tabétiques, sont un des symptômes le mieux influencé par la médication arsenicale. Presque toujours les douleurs sont diminuées, très souvent complètement enrayées. Quand on pense aux tortures que ces douleurs font subir aux malades, le fait de pouvoir s'en rendre maître est un immense progrès réalisé dans la thérapeutique du tabes.

b) *Incoordination motrice.* — L'ataxie, le plus caractéristique des accidents du tabes, n'est pas due, comme les douleurs, à la méningite périradiculaire et aux lésions des racines. Elle est essentiellement un phénomène d'ordre spinal. Dans ces conditions, on devrait penser que le traitement spécifique est sans action sur elle. En réalité, on observe le contraire. Il y a des cas où la salvanothérapie a donné une amélioration extraordinaire de l'ataxie. Alt cite un malade, qui, incapable de marcher sans être soutenu par deux hommes, put, à la suite du traitement par le salvarsan, faire le pas de parade militaire.

Leredde nous parle d'un malade chez lequel l'incoordination était manifeste, se traduisant par une stabilité incertaine, l'écartement des jambes dans la marche, toute progression impossible les yeux fermés. Après deux mois d'injections, le malade put monter trente fois par jour une échelle de 3 mètres.

Le même auteur présente, au Congrès de Rome, les observations de six tabétiques, présentant des troubles de la démarche; tous ont été améliorés à la suite du traitement.

Une autre observation qui démontre que, parfois on peut obtenir des résultats inespérés, a été communiquée, toujours par Leredde, à la Société de Dermatologie et Syphiligraphie. Il s'agit d'une malade, atteinte de tabes grave, à progression rapide. En avril 1912, la malade ne pouvait faire un pas sans s'appuyer à un mur; seule, non soutenue, elle tombait de suite. L'incoordination motrice était extrême. En juin 1913, elle peut marcher sans difficulté, tourner ; elle peut danser ; elle a essayé de sauter à la corde et de courir et y est parvenue dans une légère mesure.

Bériel et Gonnet ont enregistré des modifications extrêmement importantes des troubles de coordination. Sur 16 sujets chez lesquels ces troubles représentaient une part importante dans la symptomatologie, 4 n'eurent aucune amélioration, mais, chez 9 autres, la modification fut certaine et quelquefois même excessivement remarquable. Ils ont pu voir, dans certains cas, une ataxie extrême, condamnant le malade à une impotence absolue, céder à la seule influence des séries d'injections et ne représenter plus qu'une infirmité compatible avec la station debout et la marche.

Huit de nos malades ont présenté des troubles de la marche à différents degrés, tous ont été améliorés. Quelques-unes de ces observations sont particulièrement remarquables à cet égard.

Dans l'observation II, il s'agit d'un malade atteint de tabes à évolution très rapide, puisque, en trois mois, l'incoordination était telle qu'il était obligé de garder le lit, étant dans l'impossibilité de se tenir debout et de faire le moindre pas. Le malade est amené à l'hôpital en civière ; après deux séries d'injections, faites à quarante jours d'intervalle, le malade peut se lever et circuler avec des béquilles. Après la troisième série, l'amélioration est telle qu'il peut marcher sans canne. Cette observation nous dispense de tout commentaire ; les faits observés ont leur éloquence.

Le malade de l'observation IV peut se livrer à des travaux que l'incoordination lui empêchait d'exécuter avant le traitement.

La malade de l'observation VII est rendue à peu près à la marche normale.

L'observation VIII est non moins intéressante à ce sujet. Cet ataxique marchait les jambes très écartées en talonnant fortement, et titubait, même les yeux ouverts.

Il se fatiguait vite, ne pouvait monter ou descendre un escalier qu'au prix de grands efforts et en se cramponnant à la rampe. Le néo-salvarsan l'a complètement transformé. Il marche assez librement, fait plusieurs kilomètres à pied sans fatigue, range sur une échelle, les livres d'une bibliothèque.

Nous nous résumons en disant que l'action du salvarsan sur les troubles moteurs est aussi manifeste et paraît aussi constante que l'action sur les phénomènes douloureux.

c) *Réflexes.* — La modification des réflexes est observée très rarement. Nonne signale la disparition du signe de Westphal; certains auteurs (Kirsch, Oppenheim), celui d'Argyll-Robertson.

Nous n'avons qu'un seul cas (observation V) où les réflexes rotuliens sont nettement revenus des deux côtés; ceux des pupilles sont revenus, mais limités.

d) *Atrophie de la pupille.* — L'atrophie tabétique du nerf optique est une affection très grave, les moyens les plus énergiques ont échoué jusqu'à présent. On n'a pas tardé d'essayer le salvarsan contre ce terrible symptôme du tabes. En général, ces essais n'ont donné aucun résultat; néanmoins, il y a des cas où ce traitement a pu arrêter la progression de l'atrophie et amener l'amélioration de la vue; d'ailleurs, on ne peut demander davantage au traitement. Ce nom d'atrophie nous empêche de penser à la possibilité d'un retour à l'état normal.

Ces cas, au nombre de deux, ont été observés par Laca père. Il a pu, à la suite d'un traitement très intensif, arrêter l'évolution de la névrite optique et, de telle sorte, améliorer considérablement la vue de ses deux malades.

e) *Autres symptômes.* — Nous serons très bref sur la modification des autres symptômes du tabes.

Leredde a noté le retour de la puissance génitale, la disparition d'étourdissements, la disparition d'accidents bulbaires, l'atténuation de troubles vésicaux, la disparition d'un mal perforant.

Dans les observations que nous reproduisons, on peut trouver la disparition des troubles urinaires (obs. II), la guérison d'un mal perforant (obs. VI).

En résumé, les différents symptômes de tabes sont améliorés, au moins dans un grand nombre de cas ; les observations que nous avons recueillies concordent avec celles publiées par les auteurs. Les symptômes améliorés en premier lieu sont d'abord les douleurs des tabétiques et l'incoordination motrice ; puis, suivant les cas, les troubles urinaires, les diverses manifestations viscérales sont également améliorées ; pour les troubles oculaires, on doit être plus réservé, bien qu'on ait noté des améliorations incontestables ; pour notre part, nous n'avons pas, dans nos observations, de cas très probants à cet égard. Enfin, au sujet des maux perforants des tabétiques, nous avons pu voir, dans un de nos cas, une guérison, du moins momentanée, des plus démonstratives ; sur ce point, d'ailleurs, nous avons pu observer d'autres cas que nous ne rapporterons pas, faute de commentaires précis, mais qui ne laissent aucun doute sur la puissance de la salvarsanothérapie sur le mal perforant tabétique.

On a pu dire que, pour certains symptômes, la suggestion n'était pas étrangère à leur amélioration ; on ne peut faire cette objection cependant, quand on constate le retour des réflexes rotuliens, par exemple, ou la guérison d'un mal perforant plantaire. L'action sur les différents symptômes énumérés ne peut, à notre avis, laisser aucun doute.

Que devons-nous penser maintenant de la guérison définitive des tabétiques ? C'est là un débat que nous ne pouvons ouvrir à l'heure actuelle. Que deviendront les malades traités ? L'avenir nous le dira ; peut-être reviendront-ils demander encore des séries d'injections dans un temps plus ou moins éloigné, leurs symptômes se mettant à évoluer. Peut-être n'aurons-nous pas non plus à enregistrer une seule guérison véritablement complète avec le retour *ad integrum*. Nous ne voulons retenir actuellement qu'un fait, c'est qu'un grand nombre de symptômes du tabes, et non les moins pénibles, sont très considérablement améliorés par la salvarsanothérapie. C'est qu'on peut, sinon guérir complètement, du moins rendre la vie supportable avec le retour à une activité, si minime soit-elle, à des malades dont les douleurs et les troubles moteurs avaient fait des infirmes complets.

Est-ce à dire que tous les cas soient améliorés ? Certes non ; nous avons pu voir des cas où les symptômes n'éprouvaient aucun changement. Bien que n'ayant pas d'observations complètes à publier dans ce travail, nous ne voulons pas passer ce fait sous silence.

Des cas sont très fortement améliorés, d'autres le sont moins, d'autres, enfin, pas du tout. En dépit de toutes les règles nécessaires de traitement que nous avons exposées, certains malades ne réagissent absolument pas, il faut l'avouer, mais on doit dire aussi que c'est la minorité. Il faudrait un très grand nombre d'observations pour fixer le pourçentage en s'adressant à des malades longtemps suivis ; c'est là une question de statistique. Certains auteurs fixent le nombre des malades qui ne sont pas sensibles à la médication à environ un tiers. Nous ne pouvons en dire davantage sur ce point, car nous n'avons pas la prétention d'exposer ici un travail complet sur cette question si vaste.

OBSERVATIONS

Observation I

D..., Marguerite, trente-huit ans.

La malade est envoyée du Service du Dr Bret, où elle était soignée pour un tabes.

Antécédents héréditaires. — Le père de la malade, quoique se portant bien, était probablement syphilitique.

Antécédents personnels. — Bonne santé, aucun stigmate d'hérodo-syphilis. Mariée à vingt ans. Dix grossesses : huit enfants et deux fausses couches. Tous ses enfants sont nés avec des syphilides. Cinq sont morts avant trois mois.

Il est difficile de savoir la date du premier accident. Depuis plusieurs années, la malade a des douleurs fréquentes. Depuis deux ans, la démarche et la station debout sont devenues impossibles. Il y a un an et demi, on lui a fait un traitement (22 piqûres) d'hectargyre et d'huile grise qui aurait très amélioré son état, au dire de la malade.

Quand elle est rentrée dans le Service du Dr Bret, la malade, non soutenue, ne pouvait se tenir debout. Elle marchait en lançant ses jambes, les pieds en abduction, surtout le droit.

La malade a aussi présenté, il y a près de deux ans,

des troubles digestifs graves. Pendant trois mois environ, elle vomissait immédiatement après l'ingestion tout ce qu'elle prenait. Elle n'a jamais présenté cependant des douleurs gastriques très violentes.

15 juin 1911. — A l'entrée dans le Service du Dr Bret, la malade présentait :

Ataxie très nette.

Romberg.

Argyll-Robertson, inégalité pupillaire.

Abolition des réflexes rotuliens et plantaires.

Hypotonicité musculaire très marquée.

Du 20 juin au 3 septembre 1911, on fait une série de trois injections de salvarsan (0 gr. 30 chacune).

La malade quitte le Service du Dr Bret le 20 décembre, son état s'étant un peu amélioré.

Elle revient dans le même service le 10 avril 1912.

On nous l'envoie pour donner avis sur le traitement de son tabes.

La malade refuse toute injection, elle prétend que depuis son dernier 606, elle crache du sang, est essoufflée pour rien.

Actuellement, la malade avoue que son état s'est bien amélioré ; ses jambes qui, autrefois, étaient complètement paralysées lui permettent de marcher un peu en s'appuyant. L'ataxie s'est bien atténuée, mais elle est obligée de regarder ses jambes qui sont projetées en avant avec talonnement ; de plus, son pied droit a une tendance à se mettre en abduction. Toujours Romberg et très net, Argyll et réflexes abolis. Les douleurs ont beaucoup diminué.

Observation II

G. P..., quarante-neuf ans, entre le 8 février 1912. Depuis quinze jours le malade ne peut plus se tenir debout.

Antécédents héréditaires. — Père inconnu, mère morte, à cinquante ans, de tumeur abdominale.

Antécédents personnels. — A quinze ans, petite écorchure sur la calotte, traitée par la poudre de calomel, guérie en huit jours. Pas de précaution, aucun traitement. Pas d'éthylisme ; pas d'accidents vénériens. Jamais aucune douleur, ni fulgurante, ni en ceinture, ni aucun trouble de la statique.

Marié, quatre enfants, tous venus à terme, un d'entre eux mort de méningite à deux ans.

L'affection actuelle a débuté, il y a trois mois, par un point douloureux à la VIIe cervicale ; en même temps, début des troubles moteurs ; surtout fatigue des jambes, prédominant à gauche. Pas de troubles plus précis la nuit. Il s'arrêta de travailler vingt-cinq jours, mais sans rester au lit ; recommença le travail pendant quarante jours, mais de plus en plus difficilement. Il s'arrêta il y a quinze jours ; depuis huit jours ne se lève plus.

Actuellement, le malade se plaint :

Ne pouvoir marcher et se tenir debout.

Difficulté d'uriner, obligé de pousser.

Sensation de fourmillement plantaire, surtout à gauche et engourdissement dans le cubital gauche.

Pesanteur et alourdissement dans le côté gauche du ventre sans crises gastriques.

Douleurs lancinantes.

A l'examen :

Abolition bilatérale des réflexes rotuliens.

Diminution des réflexes aux membres supérieurs.

Romberg.

Démarche impossible.

Incoordination très très peu marquée des membres supérieurs.

Sensibilité normale, sauf pour la plante gauche. Zone d'hypoesthésie dans la région inguino crurale, péri-anale et la face externe de la jambe gauche.

Argyll-Robertson, inégalité pupillaire.

Pas de paralysie oculaire.

Obligé de pousser pour uriner, l'urine s'écoule sans force. Ces troubles auraient débuté depuis peu.

Pas de troubles psychiques.

Traitement. — Du 10 février 1912 au 12 mars, le malade reçoit une série de cinq injections de salvarsan à 0 gr. 60, excepté la dernière, qui n'est que de 0 gr. 30, l'intervalle est de huit jours.

A la deuxième injection, on constate une amélioration subjective notable; à la troisième, la disparition des troubles urinaires, les douleurs lancinantes ont disparu après la quatrième.

20 avril 1912. — Nouvelle amélioration subjective. De cette date au 17 mai, deuxième série, celle-ci n'est que de quatre injections.

21 mai. — Le malade peut se lever et circuler avec des béquilles, ne souffre plus du tout. Symptômes somatiques identiques.

Du 11 juillet au 1er août, troisième série de quatre injections.

25 novembre. — L'amélioration est de plus en plus marquée depuis la dernière piqûre. L'incoordination motrice a beaucoup diminué, le malade peut marcher sans béquilles.

Observation III

S. J..., quarante-sept ans, le 18 avril 1912.

Syphilis il y a quinze ans : chancre génital, roséole, plaques muqueuses.

Traité plus ou moins régulièrement par des pilules et du sirop de Gibert; il a eu quelques injections d'huile grise.

Il y a six ans, troubles de la démarche; le malade ne peut marcher dans l'obscurité. Ces troubles ont rétrocédé un peu il y a deux ans. Parfois des douleurs fulgurantes.

Actuellement. — Douleurs fulgurantes ; abolition des réflexes rotuliens presque complète, Argyll-Robertson, disparition de la sensibilité testiculaire. En marche, le malade ne talonne pas; il oscille simplement un peu au moment de se retourner.

Du 18 avril 1912 au 4 mai, on fait au malade une série de trois injections de salvarsan : la première à 0 gr. 30, les deux autres à 0 gr. 60. Le 1er juin, on lui fait une quatrième injection à 0 gr. 60.

15 juin. — Le malade se dit très amélioré depuis la dernière piqûre. Encore quelques douleurs fulgurantes. Il marche beaucoup mieux.

Observation IV

L. L..., quarante-deux ans, entre le 4 décembre 1912.

Le malade nie toute spécificité. Le début de l'affection actuelle remonte au mois de mars 1912. Elle a débuté par l'incoordination des mains et des membres inférieurs. Le malade fut alors examiné par un médecin qui lui appliqua le traitement mercuriel. Ce traitement lui amena un mieux sensible.

Depuis cette époque, la maladie ne fit qu'augmenter et le malade se décida à rentrer à l'hôpital.

A l'examen. — Abolition complète des réflexes rotuliens, signes de Romberg et d'Argyll-Robertson.

En faisant marcher le malade, on remarque une incoordination très marquée, le malade ne peut marcher sans être accompagné. Quelques fourmillements dans les genoux et les cuisses.

Traitement. — Du 7 décembre au 28 du même mois, quatre injections de salvarsan (o gr. 30, o gr. 45, o gr. 45 et o gr. 50).

10 mai 1913. — Le malade revient à l'hôpital qu'il avait quitté au mois de décembre 1912, ayant repris de l'appétit et du poids.

Au commencement de février, il ressentit un mieux sensible dans la marche et une très nette augmentation des forces. Il peut maintenant soulever des poids assez lourds et se livrer à des travaux pénibles. Il peut faire une cinquantaine de mètres les yeux fermés et marcher la nuit sans faire de faux pas; enfin, il peut s'avancer, les deux pieds l'un devant l'autre, dans les sentiers qui sont entre les plates-bandes, choses qui lui étaient impossibles à faire auparavant, et qui prouvent une grande amélioration de son incoordination.

Les 10 et 13 mai 1913, une injection de salvarsan, à 0 gr. 50 chacune.

Le malade est revu quelque temps après. Les réflexes rotuliens sont toujours abolis, Romberg beaucoup moins accusé; les pupilles réagissent mieux à la lumière.

Observation V

B. A..., quarante-huit ans, le 28 octobre 1913.

Antécédents héréditaires. — Père mort d'un cancer de l'estomac, mère en bonne santé.

Antécédents personnels. — Variole à dix-sept ans. Au régiment, le malade a eu une stomatite ulcéreuse. Il raconte avoir bu, à cette époque, dans le même verre qu'un de ses camarades ayant la syphilis. Pas d'accidents secondaires, sauf une petite ulcération de la verge, survenue six ans après et guérie en quinze jours par des applications de poudre de calomel.

En 1911, le malade eut à la jambe gauche des abcès avec des ganglions douloureux dans l'aine gauche, et dont il a gardé des cicatrices superficielles blanchâtres.

Le malade est venu à la consultation, en 1912, pour une ulcération du gros orteil gauche, mal perforant, probablement guérie par un traitement mercuriel de deux mois.

Actuellement. — Le malade vient pour des crises gastriques, ayant débuté il y a trois mois environ. Il est pris de douleurs stomacales violentes, apparaissant dans l'intervalle des repas, non accompagnées de vomissements. Ces crises ont une durée variable, quelques heures seulement en général, mais la première crise a été plus longue et a duré une journée entière.

Le malade se plaint également de douleurs fulgurantes dans les membres inférieurs.

A l'examen, on constate : myosis, Argyll-Robertson. Le réflexe à l'accommodation peu net. Abolition totale des réflexes rotuliens. Pas de Romberg.

Le malade n'a pas d'incoordination appréciable. Pas de talonnement. Il se plaint de léger affaiblissement de la mémoire, d'ailleurs d'une façon intermittente. Le malade est apprêteur, il peut faire son travail sans difficulté.

Traitement :	28 octobre 1913	o gr. 45	néo-salvarsan.
	7 nov. —	o gr. 60	—
	25 nov. —	o gr. 60	—
	2 déc. —	o gr. 75	—

9 décembre. — Le malade est revu huit jours après la dernière de ses injections et déclare ne plus souffrir du tout, ni de ses crises gastriques, ni de ses douleurs fulgurantes des jambes. Le malade présente un très léger réflexe pupillaire à la lumière. Le réflexe rotulien est nettement revenu à gauche, un peu moins net à droite.

6 janvier 1914. — Le malade revient, disant souffrir moins, mais avoir un grand degré de faiblesse. Les réflexes pupillaires à la lumière et à l'accommodation sont revenus nets, quoique limités, les réflexes rotuliens sont nettement revenus des deux côtés.

Observation VI

G. P..., quarante-huit ans, entre le 14 avril 1914.

Le malade vient à l'hôpital pour un mal perforant.

Antécédents héréditaires. — Rien à signaler.

Antécédents personnels. — Bonne santé habituelle. Il a eu un chancre à l'âge de vingt-cinq ans. Celui-ci a été vu seulement par un pharmacien qui donna de la poudre et une potion. Le chancre n'était pas douloureux, ne suppurait pas; il n'avait pas, dit-il, d'adénopathie. Le chancre dura un mois. Le malade ne suivit depuis aucun traitement et il semble ne pas avoir eu d'accidents secondaires; il s'est marié trois ans après. Sa femme est bien portante, deux enfants à terme, une fausse couche avant les deux enfants, traumatique, au dire du malade. Alcoolisme certain.

L'affection actuelle a débuté il y a deux ans environ par des douleurs fulgurantes des membres inférieurs et des douleurs en ceinture. Le mal perforant qui l'amène date de dix-huit mois. Il se plaint aussi de faiblesse et de raideur des membres inférieurs.

A l'examen. — Marche les jambes écartées, Romberg net. Les réflexes rotuliens et achilléens complètement abolis. Argyll-Robertson. Myosis.

Traitement. — Du 16 avril 1914 au 7 mai, une série de quatre injections de néo-salvarsan (0 gr. 30, 0 gr. 60, 0 gr. 75, 0 gr. 75).

4 juillet. — Le malade revient, car des douleurs en ceinture ont reparu. Ces douleurs avaient été soulagées, ainsi que celles des jambes. Le mal perforant s'est fermé. L'incoordination semble également améliorée.

Du 4 au 25 juillet, deuxième série de quatre néo-salvarsan (o gr. 45, o gr. 60, o gr. 75, o gr. 90).

25 juillet. — Le malade accuse une légère amélioration, mais souffre encore des reins. Manque de force. Il semble lancer un peu moins les jambes. L'état des réflexes non modifié.

Du 5 au 19 janvier 1905, une série de trois néo-salvarsan (o gr. 45, o gr. 60, o gr. 75).

4 février. — Le malade accuse une grande amélioration. Les douleurs ont complètement disparu. Il marche beaucoup mieux.

Le malade est revu en mai. Amélioration maintenue.

Observation VII

Mme P..., cinquante-huit ans, entre le 8 mai 1914.

Mariée depuis trente-trois ans. — Pas d'accidents spécifiques connus à une date déterminée.

Début il y a six ans environ, chute avec perte de connaissance, pas de troubles d'incontinence; revenue à elle au bout de quelques minutes, céphalée violente, douleurs névralgiques hémicraniennes (côté droit), photophobie légère.

Depuis cette époque, douleurs névralgiques violentes, décharges électriques dans les membres, surtout du côté gauche. Troubles de la sensibilité : picotements, fourmillements aux extrémités.

Peu à peu, les troubles se sont accentués. Céphalées plus violentes, photophobie plus marquée. Pas de troubles auditifs : audition normale, pas de bourdonnements, pas de vertiges, aucune nouvelle chute, ni perte de connaissance.

Depuis six mois environ, la malade se ressent d'une légère ataxie; elle ne pose pas exactement le pied où elle désire. Pas de troubles du côté des membres supérieurs. Pas de troubles de l'intelligence, pas de perte de la mémoire, ni troubles de la parole.

A l'examen objectif. — Sensibilité normale : sensations thermiques et tactiles conservées.

Motricité : la malade lance ses jambes en avant et talonne assez sensiblement.

Réflexes : patellaire aboli ; plantaire diminué, achilléen aboli. Réflexes pupillaires : paresseux à la lumière, légèrement à l'accommodation.

Romberg pas très net.

Pas de crises gastriques.

La malade présente dans les membres inférieurs des douleurs lancinantes très pénibles qui durent depuis dix-huit mois.

Un peu d'incoordination aux membres supérieurs.

Traitement. — 9 et 16 mai. — Deux injections de néo-salvarsan à 0 gr. 30 et 0 gr. 45.

La malade part le 17 mai, elle revient le 23 pour la troisième injection qui est de 0 gr. 60. Amélioration sensible. Plus de céphalée. Pas de douleur, marche améliorée.

30 mai. — La malade revient pour la quatrième piqûre. Depuis la dernière injection, l'amélioration ne s'est pas maintenue, la céphalée a réapparu. Douleurs articulaires dans les genoux. Ataxie plus accentuée. Les pupilles réagissent peu.

13 juillet 1914. — L'amélioration est considérable. Plus de douleurs ; l'ataxie est très améliorée, la marche est à peu près normale, céphalée disparue. La malade a été revue au mois de mai 1915. L'amélioration s'est maintenue.

Observation VIII

M. J..., cinquante-ans, vient à la consultation le 23 novembre 1913.

On ne trouve rien à signaler dans ses antécédents, soit héréditaires, soit personnels; il nie même la syphilis et on n'en trouve chez lui aucun signe.

Les troubles qui l'amènent à l'hôpital datent de deux ans environ et consistent essentiellement en troubles de la marche et de la station debout, et en douleurs, surtout douleurs fulgurantes dans les membres inférieurs.

Il est, d'ailleurs, inutile de l'interroger : le diagnostic de tabes à la période classique s'impose dès l'entrée du malade dans la salle de consultation. Il marche les jambes très écartées en talonnant fortement et titube, même les yeux ouverts. Il se fatigue vite, ne peut monter ou descendre un escalier qu'au prix de grands efforts et en se cramponnant à la rampe.

Il se voit, pour ces troubles, dans l'obligation d'interrompre son travail, cependant facile, d'appariteur à la Faculté.

L'examen somatique révèle une abolition complète des réflexes rotuliens et achilléens ; les réflexes antibrachiaux subsistent. Les pupilles sont inégales, ne réagissent pas à la lumière, réagissent faiblement à l'accommodation. L'acuité visuelle a diminué, dans ces derniers mois, d'une façon considérable ; il existe des signes de parésie du releveur de la paupière supérieure droite et du droit supérieur du même côté. Il n'y a pas de troubles de la sensibilité à la piqûre, pas de troubles trophiques.

On décide de faire la salvarsanothérapie.

Du 23 novembre au 20 décembre, le malade reçoit, à huit jours d'intervalle, des injections de néo-salvarsan, aux doses de 0 gr. 40 et 0 gr. 60. Celles-ci sont très bien supportées par le malade.

31 décembre. — On note déjà une amélioration sensible. Le malade lui-même se dit transformé ; il sent ses jambes plus souples et plus fortes. Il marche beaucoup mieux et beaucoup plus facilement, les jambes moins écartées. La titubation est beaucoup moindre ; le signe de Romberg un peu moins accusé ; la station debout sur un pied est possible pendant quelques secondes ; enfin, les douleurs ont disparu.

L'acuité visuelle est très améliorée. Quant aux réflexes rotuliens et pupillaires, ils sont les mêmes qu'avant le traitement.

31 décembre. — Une injection de 0 gr. 75 de néo-salvarsan amène une crise nitritoïde très intense et même inquiétante.

Aussi suspend-on, pendant un mois et demi, les injections arsenicales. Pendant ce temps, d'ailleurs, l'amélioration ne fait qu'accentuer. Vu le 14 février, le malade se déclare enchanté et réclame avec insistance de nouvelles injections. Il n'éprouve plus aucune difficulté à marcher et fait tous les soirs, son travail terminé, un trajet de 3 kilomètres à pied sans se fatiguer. Sa démarche est, d'ailleurs, encore celle d'un tabétique, mais beaucoup moins accentuée. Les réflexes rotuliens sont toujours abolis, mais la pupille droite réagit légèrement à la lumière. Il n'y a plus aucune douleur.

Encouragés par ces résultats, on décide de faire une nouvelle série d'injections.

Du 14 au 27 février, le malade reçoit trois injections de 0 gr. 30 de néo-salvarsan. Mais elles deviennent de plus en plus mal supportées et la dernière suivie d'accidents si intenses qu'on décide l'interruption complète du traitement intraveineux.

Les injections intraveineuses sont remplacées par des injections intramusculaires d'olarsol à dose équivalant à 0 gr. 30 de néo-salvarsan. Fait curieux, elles sont admirablement supportées par le malade.

Depuis le 21 mars, il a été fait huit injections; l'état du malade, sans avoir subi d'amélioration sensible, s'est cependant maintenu tel qu'il était il y a trois mois.

Le malade est revu en juin 1915; l'amélioration s'est maintenue.

Observation IX

G. L..., trente-quatre ans, entré le 31 mars 1914. Chancre à dix-neuf ans, non traité.

L'affection a débuté, il y a cinq ans, par des symptômes oculaires; il présentait du ptosis et de la diplopie. Il y a trois ans, premières douleurs lancinantes ou maux des articulations, particulièrement des deux genoux, puis douleurs en ceinture à la base du thorax, par intermittence. Il y a deux mois, il a eu des crises particulièrement intenses. A ce moment paraissent des phénomènes d'ataxie : un médecin, consulté, prescrit des injections mercurielles. Les douleurs ont diminué, mais l'ataxie a persisté au point de rendre tout travail impossible.

A l'examen. — Un léger ptosis au niveau de l'œil gauche. Myosis net, pas d'inégalité. Les pupilles ne réagissent pas à la lumière; réagissent légèrement à l'accommodation.

Les réflexes rotuliens sont complètement abolis.

Romberg très net.

La marche est difficile, le malade talonne énormément.

Du 1er au 22 avril, quatre injections de néo-salvarsan (0 gr. 45, 0 gr. 60, 0 gr. 75 et 0 gr. 75).

Du 23 juillet au 15 août, une nouvelle série aux mêmes doses.

Une troisième série est faite au mois de décembre.

1er juin 1911. — Le malade revient de lui-même au bout de six mois, sans traitement, se plaignant de quelques douleurs qui sont revenues. L'incoordination que chaque série améliorait est réapparue aussi marquée. Le traitement antérieur avait fait disparaître complètement les douleurs. Les autres signes ne sont pas modifiés.

On fait au malade une quatrième série; déjà, à la deuxième piqûre, les douleurs ont diminué considérablement.

CONCLUSIONS

I. — L'origine syphilitique du tabes étant de plus en plus démontrée et l'action du traitement mercuriel s'étant souvent montrée utile, l'essai de la salvarsanothérapie contre le tabes était indiqué et nous a semblé avoir donné des résultats favorables des plus probants, sans que l'existence des rémissions spontanées puisse expliquer les améliorations qui suivent la plupart du temps l'application de l'arséno-benzol.

II. — On devra s'adresser à des doses assez fortes et on ne devra pas craindre de renouveler les séries d'injections des composés arsenicaux, salvarsan ou néo-salvarsan ; ce n'est qu'au prix d'un traitement suffisant comme doses et durée d'application que le succès sera obtenu, chaque cas particulier nécessitant d'ailleurs une surveillance au point de vue de la limite des doses toxiques, variable pour chaque malade.

III. — Les symptômes les plus manifestement améliorés sont les suivants :

a) Les douleurs fulgurantes de divers ordres, qui sont généralement améliorées les premières ;

b) Les troubles moteurs et en particulier les phénomènes parétiques, l'ataxie, viennent ensuite ;

c) Les troubles sphinctériens, certains troubles trophiques (maux perforants) ;

d) Les crises viscérales (gastriques et intestinales) nous semblent être les moins favorablement impressionnées, bien que, dans quelques cas, elles aient pu disparaître ou diminuer notablement ;

e) Les réflexes rotuliens et autres n'ont pu être que très rarement ramenés par le traitement ;

f) Les troubles oculaires (réflexes, atrophie optique) n'ont en général pas bénéficié du traitement.

IV. — En somme, en ce qui concerne surtout les troubles parétiques, ataxiques, trophiques et sensitifs, la salvarsanothérapie nous semble être un progrès considérable dans le traitement du tabes.

BIBLIOGRAPHIE

ANTONELLI. — A propos de l'étiologie et du traitement du tabes *(Soc. Méd. et Chir. prat.*, Paris, 6 février 1902).

AUDRY. — Nature syphilitique du tabes *(Soc. Derm. et Syph.*, avril 1903).

BARRE. — Traitement spécifique du tabes *(Journ. Méd. franç.*, 1912).

BELUGOU (A.) (la Malou). — *Influence du traitement mercuriel dans l'évolution du tabes.*

BÉRARD. — Un cas de tabes au début guéri par le 606 *(Rev. intern. d'Hyg. et Thér. ocul.*, Paris, 1912).

BÉRIEL et GONNET. — Sur l'emploi de la médication arsenicale d'Ehrlich dans le tabes *(Lyon Méd.*, 1914).

BRISSAUD. — Variation de la gravité du tabes *(Soc. de Neur. de Paris*, 9 janvier 1902).

DONADIEU-LAVIT. — Des injections mercurielles dans le tabes syphilitique *(Montpellier Méd.*, 20 avril 1902).

FAURE (M.). — Tabes et thérapeutique nouvelle *(Gaz. des Hôp.*, 14 juin 1914)

FOURNIER. — De l'ataxie locomotrice d'origine syphilitique *(Ann. de Derm. et Syph.*, t. VII, p. 187, 1875).

— *Les Affections parasyphilitiques*, 1894.

FROMAGET. — Insuccès du 606 dans l'atrophie optique *(Journ. de Bordeaux*, 1912).

HEITZ (J.). — Sur le traitement mercuriel du tabes *(Bull. et Mém. Soc. Méd. des Hôp. de Paris*, 14 février 1908).

LEMOINE. — Résultats du traitement mercuriel intensif appliqué à la paralysie générale et au tabes *(Rev. de Neurol.*, 30 juillet 1902).

LEREDDE. — Le Traitement mercuriel dans le tabes et la paralysie générale *(Soc. de Méd. Paris*, 3 juillet 1902).

— La Question de la parasyphilis *(Progrès Méd.*, 5 avril 1902).

— Le Traitement du tabes par le 606 et sa technique *(Bull. gén. de Thér* , Paris, 1911).

— Guérison d'un cas de tabes par trois injections de salvarsan; action du salvarsan sur les phénomènes douloureux *(Bull. Soc. franç. de Derm. et Syph.*, Paris, 1912).

— Le Traitement du tabes par le salvarsan, méthode, résultats et dangers *(Rev. gén. de Clin. et Thér.*, Paris, 1913).

— Guérison du tabes dorsal par le néo- et le salvarsan; un cas de tabes grave traité par le néo-salvarsan *(Bull. Soc. Derm. et Syph.*, Paris, 1913).

NICOLAS et PILLON. — Un cas de tabes traité par le néo-salvarsan *(Lyon Méd.*, 1914).

PLIQUE. — Le traitement antisyphilitique dans le tabes *(Bull. Méd. de Paris*, 1913).

PUJOL. — Sur l'action du 606 sur le tabes et en particulier les manifestations méningées *(Toulouse Méd.*, 1913).

RAYMOND. — Résultats du traitement mercuriel dans la paralysie générale et le tabes *(Soc. de Méd. de Paris*, 3 juillet 1902).

TABLE DES MATIÈRES

INTRODUCTION 7

CHAPITRE PREMIER. — Historique et exposé de la question . 11

CHAPITRE II. — Technique du traitement. 25

1° Des médicaments à employer. 25

2° Méthode employée et technique 26

3° Des doses à employer 28

4° Du groupement en série 29

CHAPITRE III. — Résultats du traitement. 31

1° Evolution du tabes 31

2° Modification des symptômes 33

OBSERVATIONS. 44

CONCLUSIONS 59

BIBLIOGRAPHIE 61

Lyon. — Imprimerie A. Rey. — 69877

www.ingramcontent.com/pod-product-compliance
Ingram Content Group UK Ltd.
Pitfield, Milton Keynes, MK11 3LW, UK
UKHW020329220726
13923UKWH00003B/1457

9 782019 238704